Altri libri di

Carmen & Rosemary Martínez Jover

Disponibili su:
www.amazon.com
www.carmenmartinezjover.com

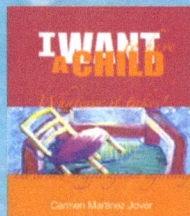

I want to have a child,
whatever it takes!

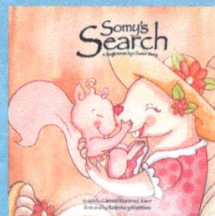

L'avventura di Somy.
Storia di una mamma single
per scelta*

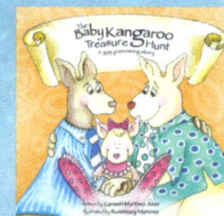

Caccia al tesoro alla ricerca
del piccolo canguro.
Una storia di genitori gay*

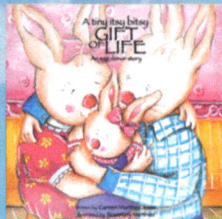

Un regalo minuscolo,
ma prezioso.
Un racconto per bambine
sulla donazione di ovuli*

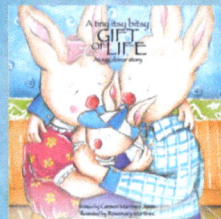

Un regalo minuscolo,
ma prezioso.
Un racconto per bambini
sulla donazione di ovuli*

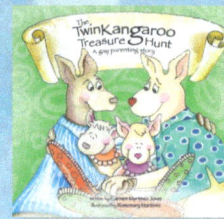

Caccia al tesoro
alla ricerca dei canguri gemelli.
Una storia di genitori gay*

* Disponibili in:
English, Español, Fraçais, Italiano,
Português, Svenska, Türkiye, Česky, Русский

Un ringraziamento speciale
a Diana Guerra, che ha suggerito
l'argomento della storia. Sarò sempre
grata a lei per il suo incoraggiamento e per
la sua amicizia, e alle nostre figlie Anna e Nicole,
che ci hanno riunite nello stesso cammino.
Carmen Martinez Jover

Alle stelle della mia vita

Rosemary Martinez

Text copyright Italian text © 2017 Carmen Martínez Jover
www.carmenmartinezjover.com
illustrations copyright © 2007, Rosemary Martínez Jover
www.rosemarymartinez.com

"Ricette per fare i bambini"
1ª edizione italiana, gennaio 2018
ISBN: 978-607-29-0918-2

"Recipes of How Babies are Made"
1st English edition September 2007

Di: Carmen Martínez Jover
Illustrazioni: Rosemary Martínez
Collaboratore: Victor Alfonso Nieto

Traduzione di Laura Marchesani
Consulenza per la gestazione per altri e l'ovodonazione
www.prepara.info

Uno speciale ringraziamento a Lone Hummelshoj, www.endometriosis.org, e Sandra
de la Garza, www.sandradelagarza.com

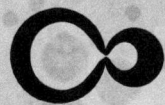

Ricette per fare i bambini

Di:
Carmen Martínez Jover

Illustrazioni di:
Rosemary Martínez

I bambini e le torte si fanno quasi nello stesso modo

Ingredienti per fare una torta:

- ✓ latte
- ✓ farina
- ✓ uova
- ✓ burro

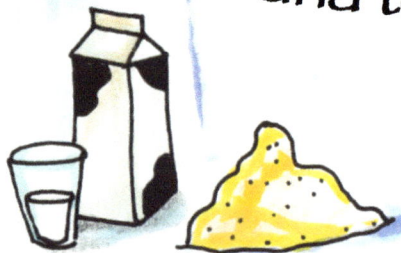

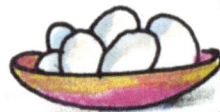

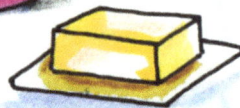

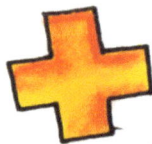

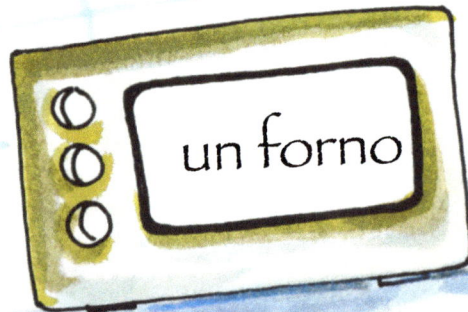

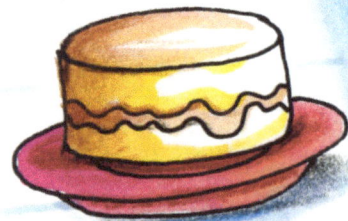

+

un forno

=

una torta

Ingredienti per fare un bambino:

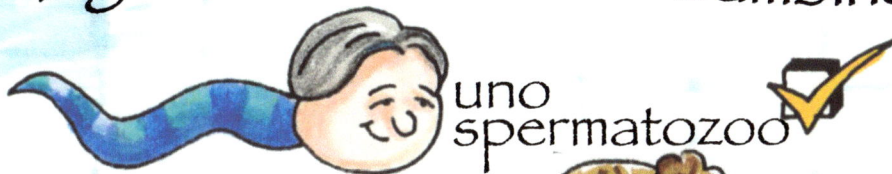 uno spermatozoo

un ovulo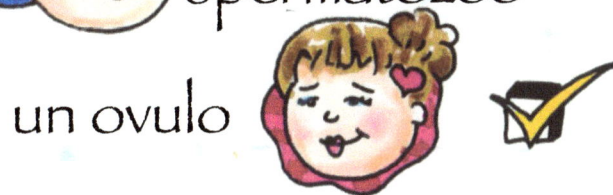

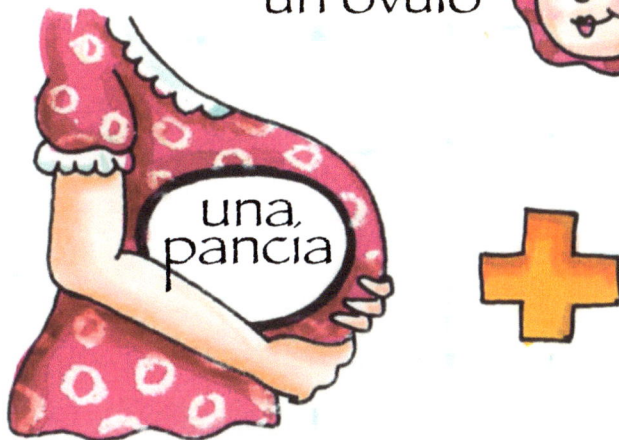 una pancia

$+$

$=$

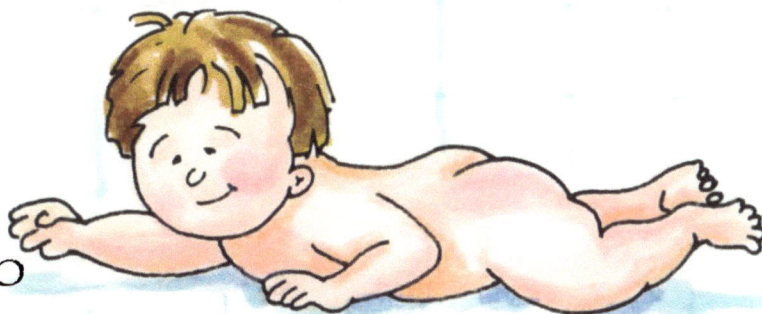

un bambino

Da dove vengono gli ingredienti per fare una torta?

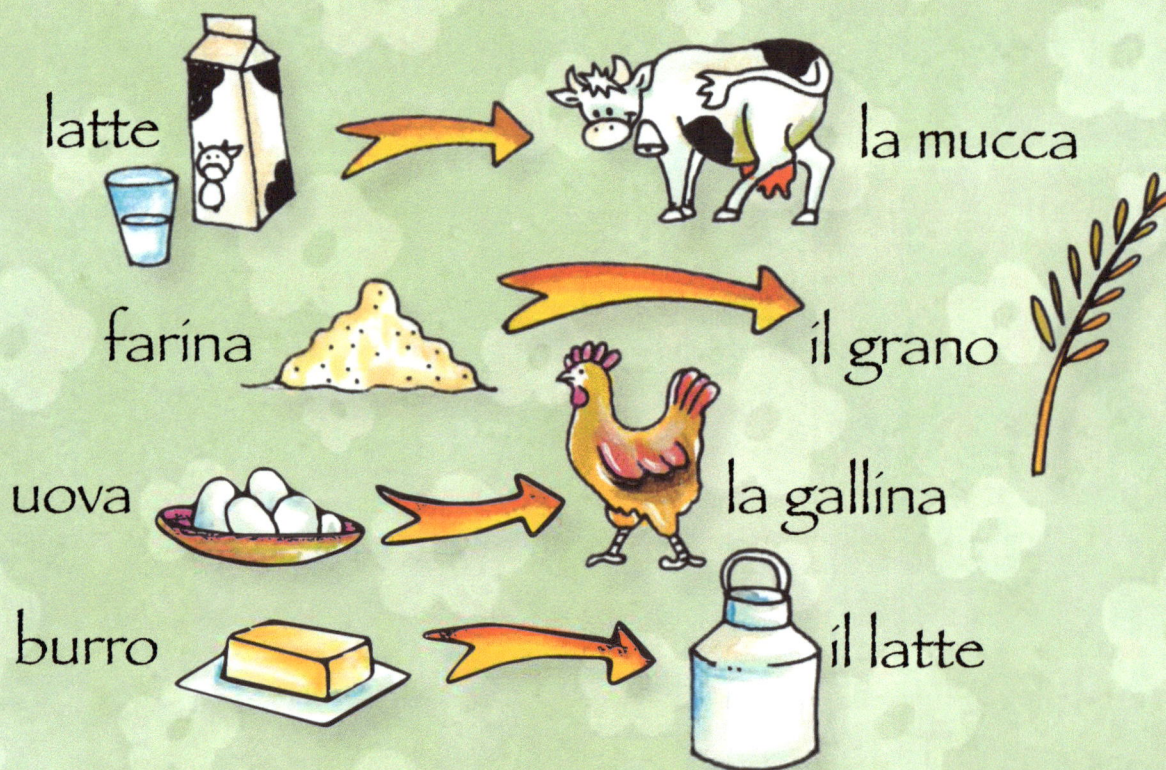

latte → la mucca

farina → il grano

uova → la gallina

burro → il latte

Istruzioni:

mescolare tutti gli ingredienti e metterli in forno.

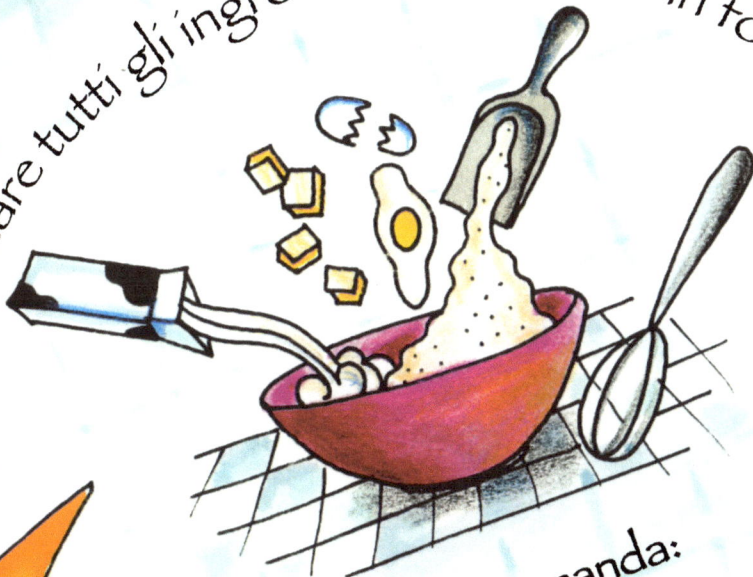

Domanda:

dove cresce la torta?

Risposta:

in un forno e ci mette più o meno 30 minuti.

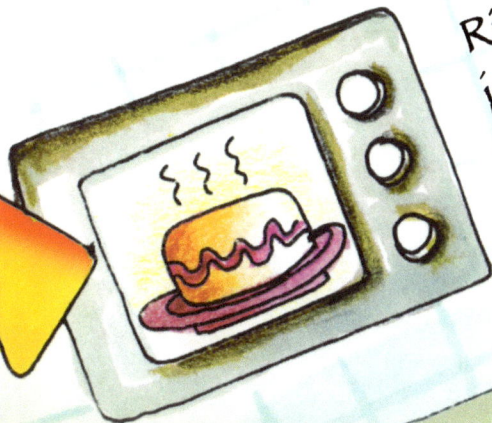

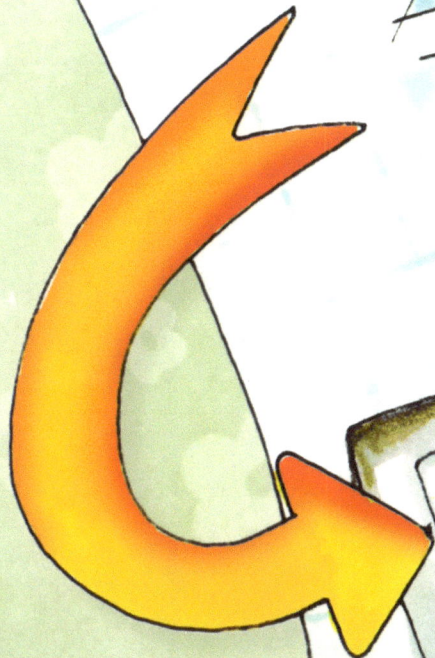

Da dove vengono gli ingredienti per fare un bambino?

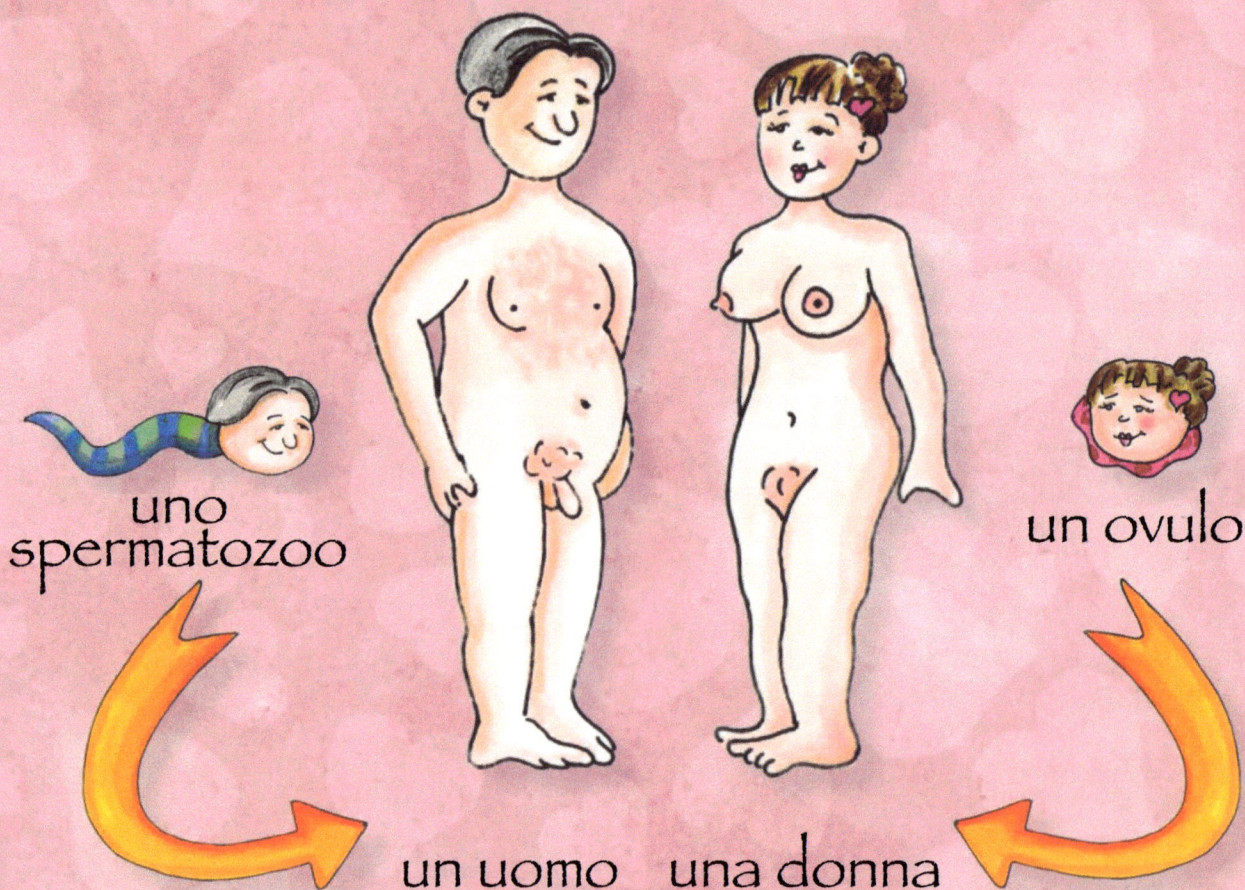

uno spermatozoo

un ovulo

un uomo   una donna

Istruzioni: mescolare tutti gli ingredienti e metterli nella pancia di una donna.

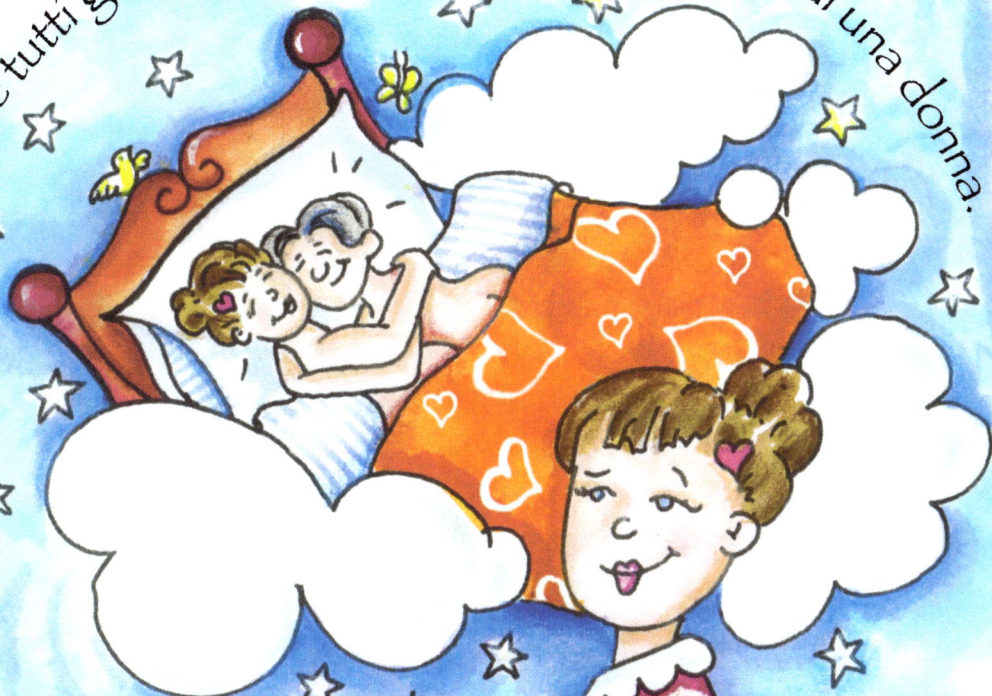

Domanda:
dove cresce
il bimbo?

Risposta:
nella pancia di
una donna e
ci mette nove
mesi.

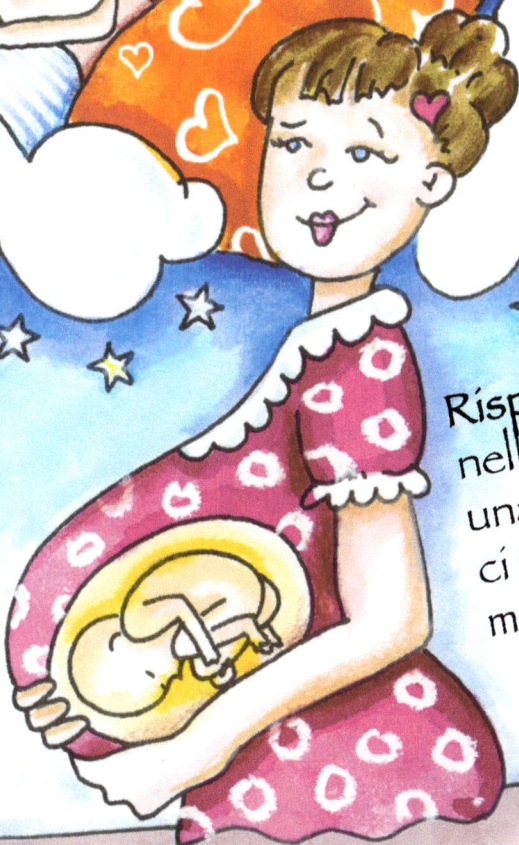

Come si forma un bambino

Dentro la pancia di una donna, in un posto che si chiama **utero**, un **ovulo** e uno **spermatozoo** si uniscono, formando **una cellula**. Quando questo succede, si dice che si sono **fertilizzati**.

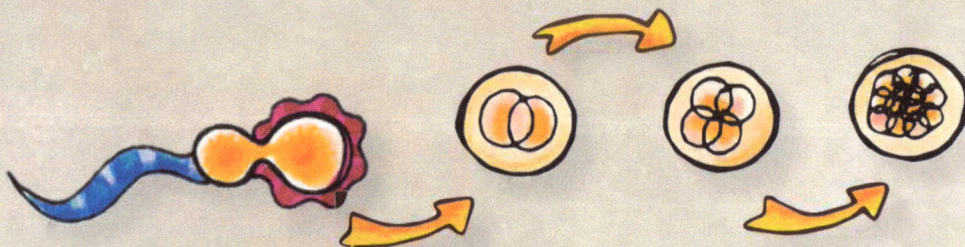

Poco a poco, la cellula inizia a crescere e si divide per formare l'inizio di un bimbo, che si chiama embrione. Quando l'**embrione** cresce di più, si chiama **feto** e, dopo la nascita si chiama **bambino**.

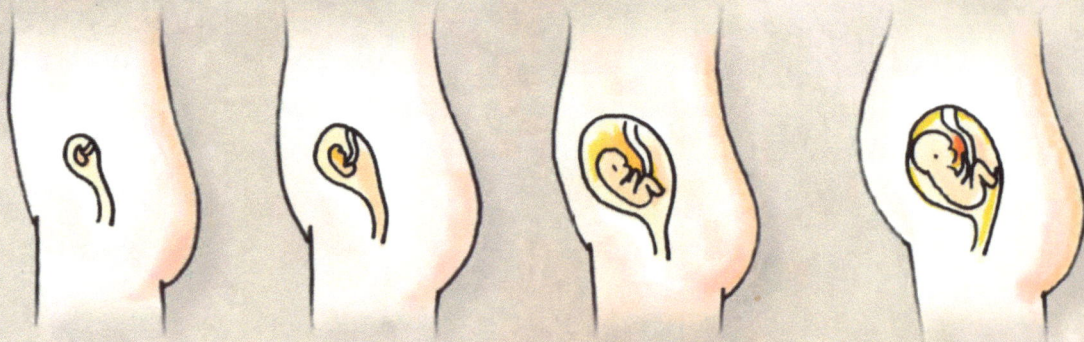

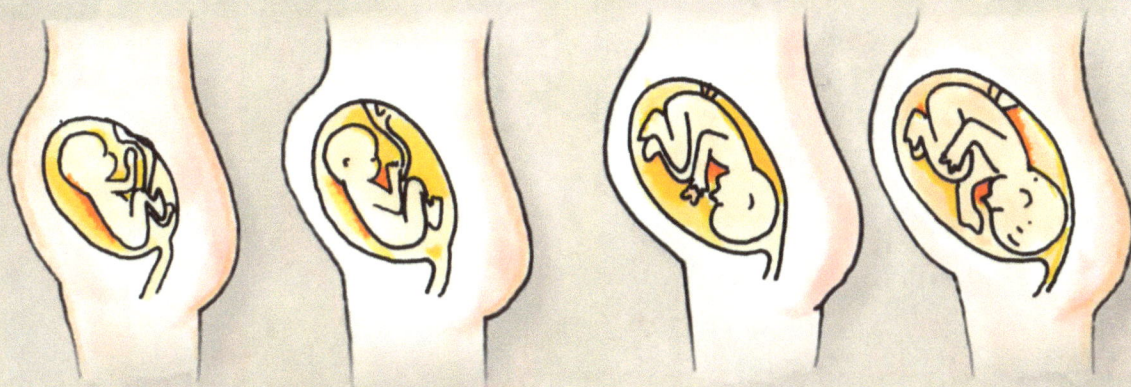

Una donna è **incinta** dal momento della fertilizzazione fino alla nascita del bimbo. In questo periodo, il feto cresce sempre di più, per **nove mesi**, nell'utero.

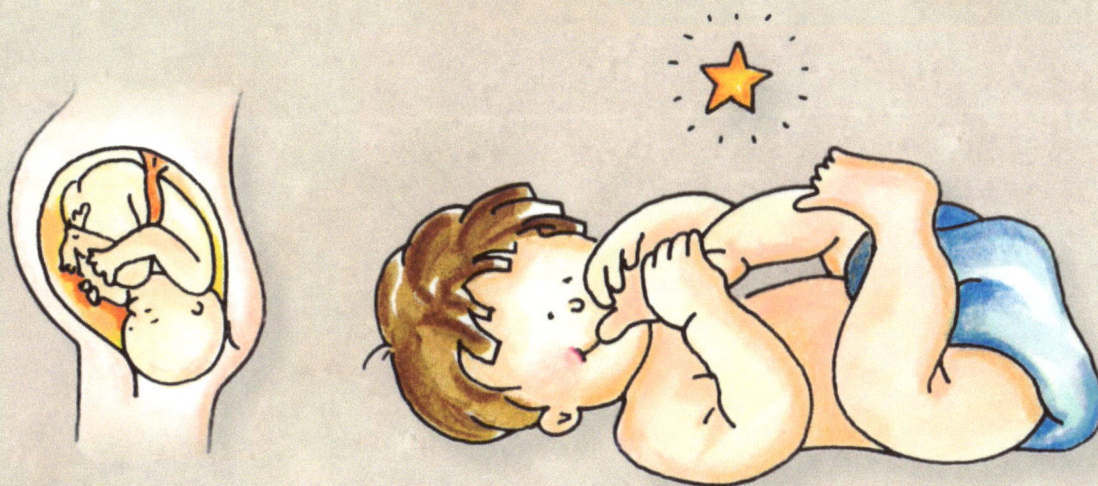

Quando manca un ingrediente

A volte le coppie vogliono avere dei bimbi, ma la ricetta classica non funziona e loro si sentono molto tristi perché vorrebbero tanto avere un bambino e diventare mamma e papà.

Ora ti raccontiamo quali sono le diverse ricette per fare i bambini.

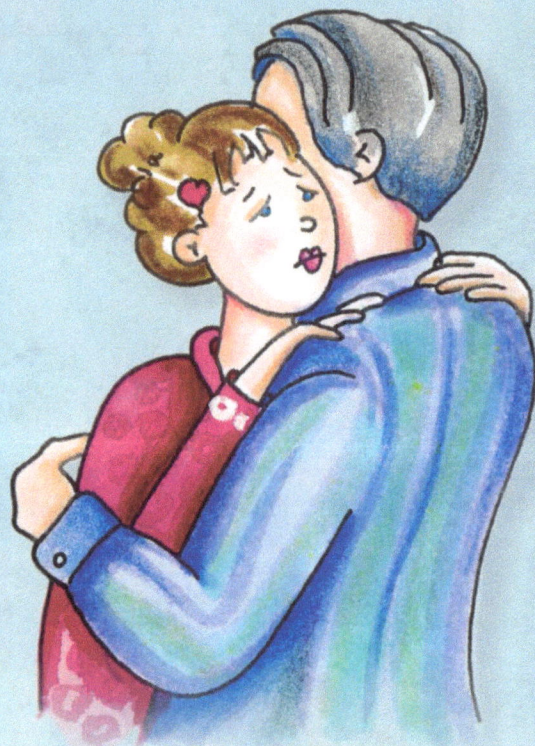

Prima, ripetiamo cosa ci serve in ogni ricetta:

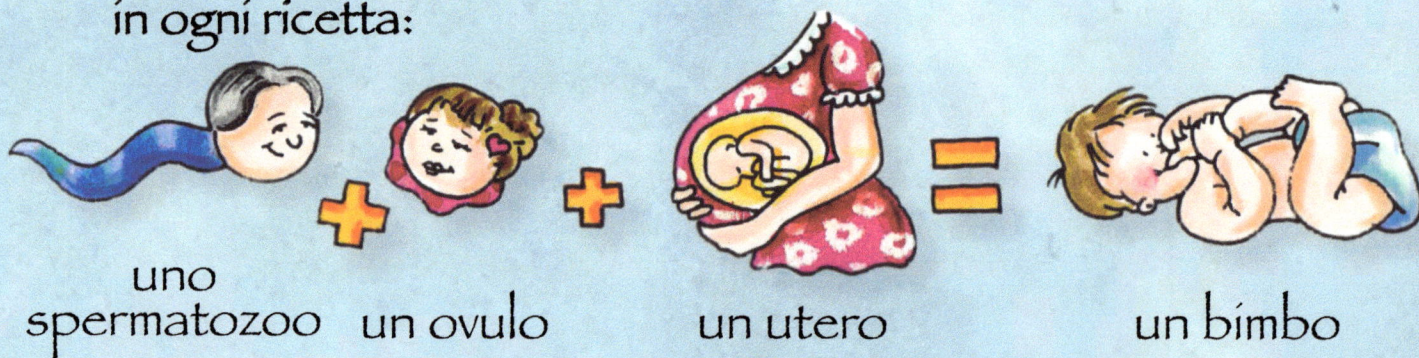

uno spermatozoo + un ovulo + un utero = un bimbo

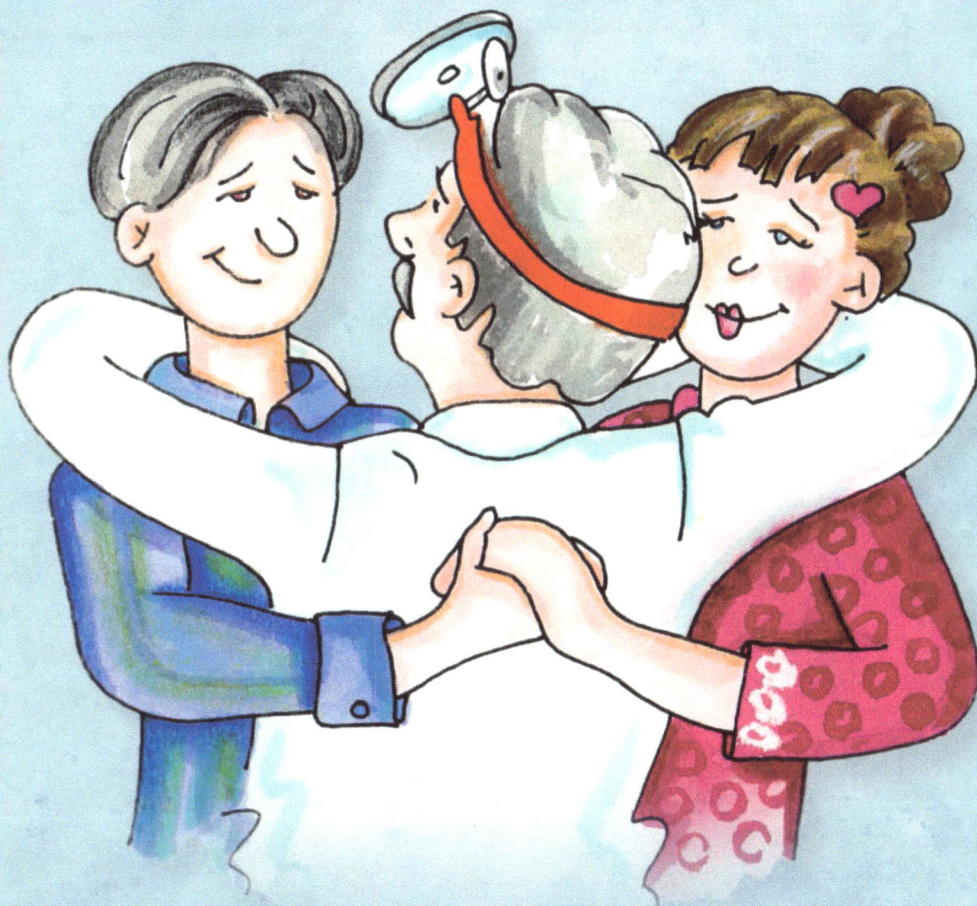

A volte la mamma e il papà non hanno tutti gli ingredienti, quindi, hanno bisogno di un dottore che li aiuti ad avere il loro bambino.

Ricetta classica

In questa ricetta, conosciuta anche come "concepimento naturale", lo spermatozoo del papà e l'ovulo della mamma si fertilizzano naturalmente nell'utero della mamma.

"Naturale" o "naturalmente" significa che la fertilizzazione avviene senza l'aiuto di un dottore.

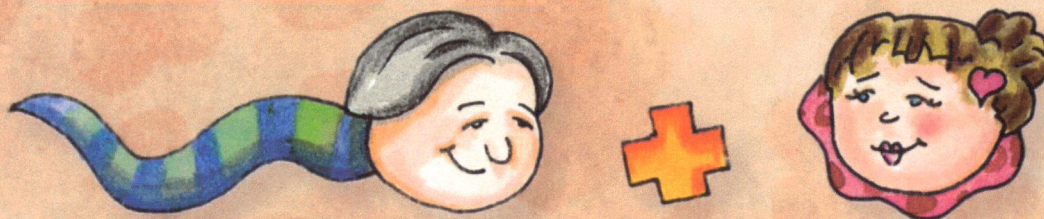

uno spermatozoo   un ovulo

L'ovulo si fertilizza con lo spermatozoo e, insieme, iniziano a riprodursi, formando un embrione, che poi diventa un feto. Questo continua a crescere fino a quando, nove mesi dopo, il bimbo nasce.

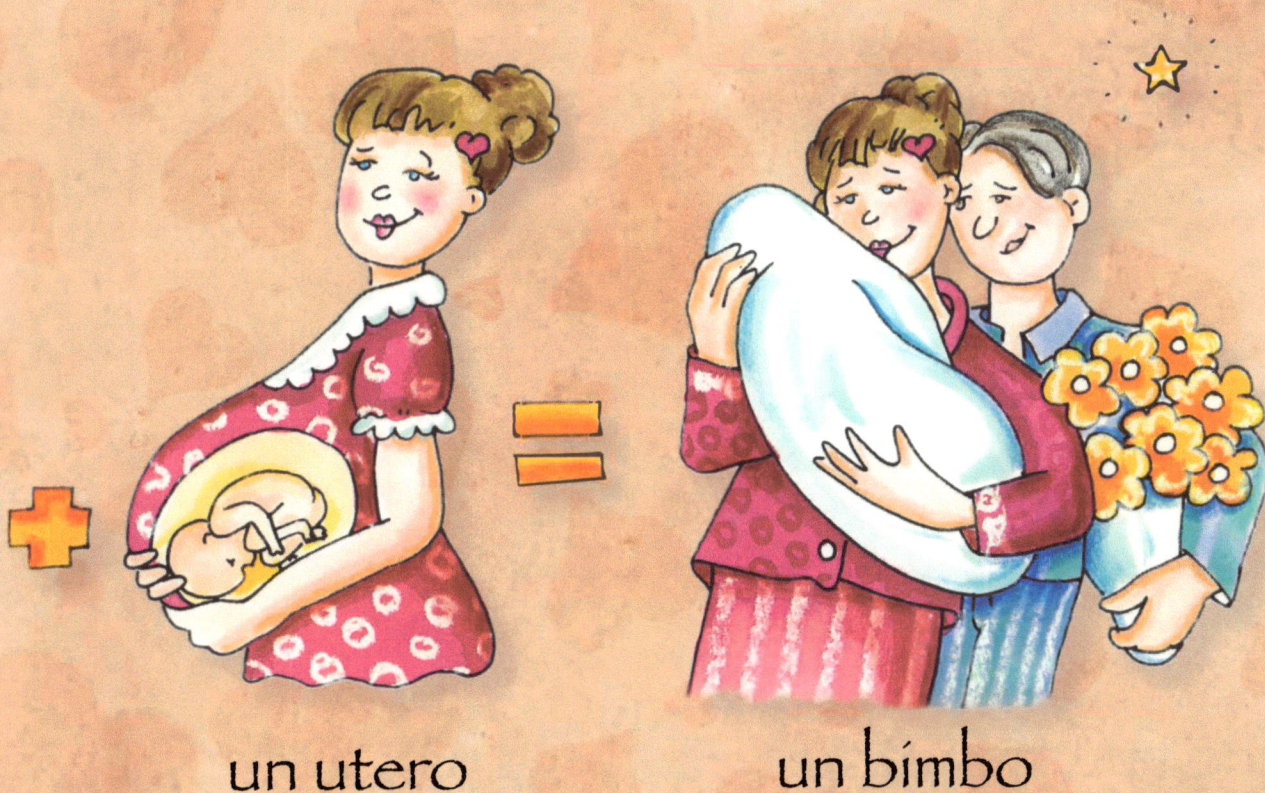

un utero

un bimbo

Ricetta In Vitro

A volte l'ovulo della mamma e lo spermatozoo del papà
non si fertilizzano da soli, allora il dottore li mette insieme in
un tubicino e li osserva fino a quando non si fertilizzano e
diventano un embrione.

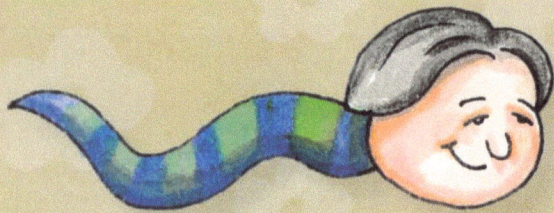

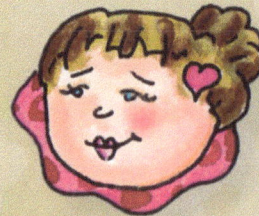

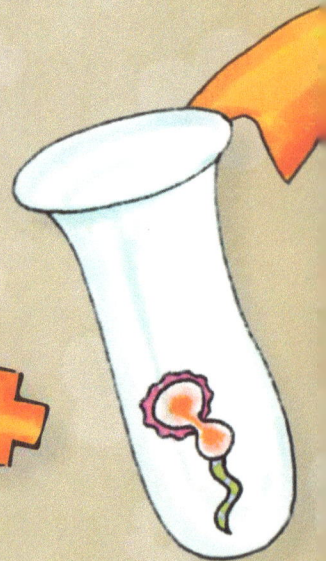

uno spermatozoo   un ovulo

Quando l'embrione comincia a crescere, il dottore lo mette nell'utero della mamma, dove continua a crescere e, nove mesi dopo, nasce il bimbo.

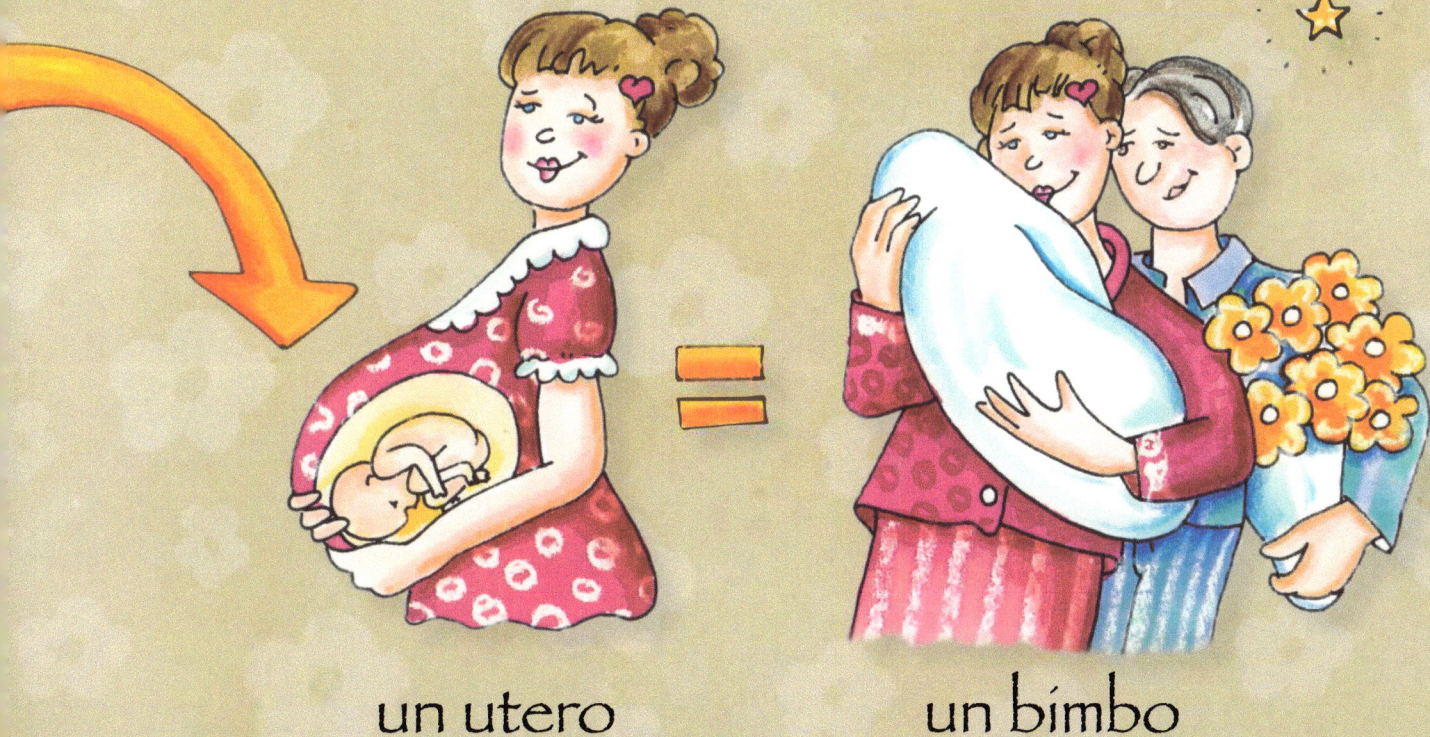

un utero = un bimbo

Ricetta con la donazione di seme

A volte gli spermatozoi del papà non funzionano bene, quindi un altro uomo gliene dà uno dei suoi. Questo si chiama **"donazione di seme"**.

Il dottore fertilizza l'ovulo della mamma con lo spermatozoo donato, in un tubicino.

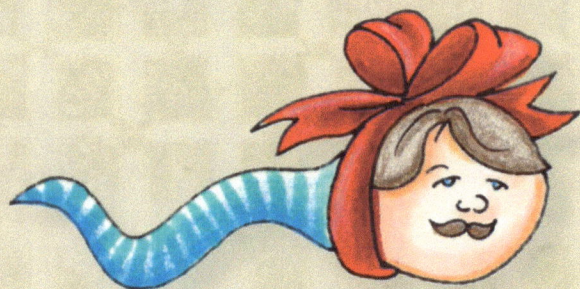

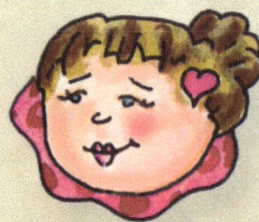

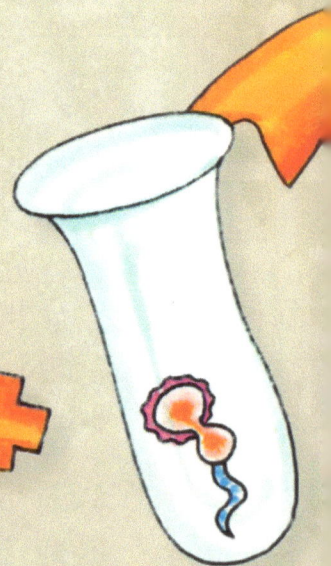

uno spermatozoo
donato

un ovulo

Quando l'embrione comincia a crescere, il dottore lo mette nell'utero della mamma, dove può crescere ancora per nove mesi, fino a quando nasce il bimbo.

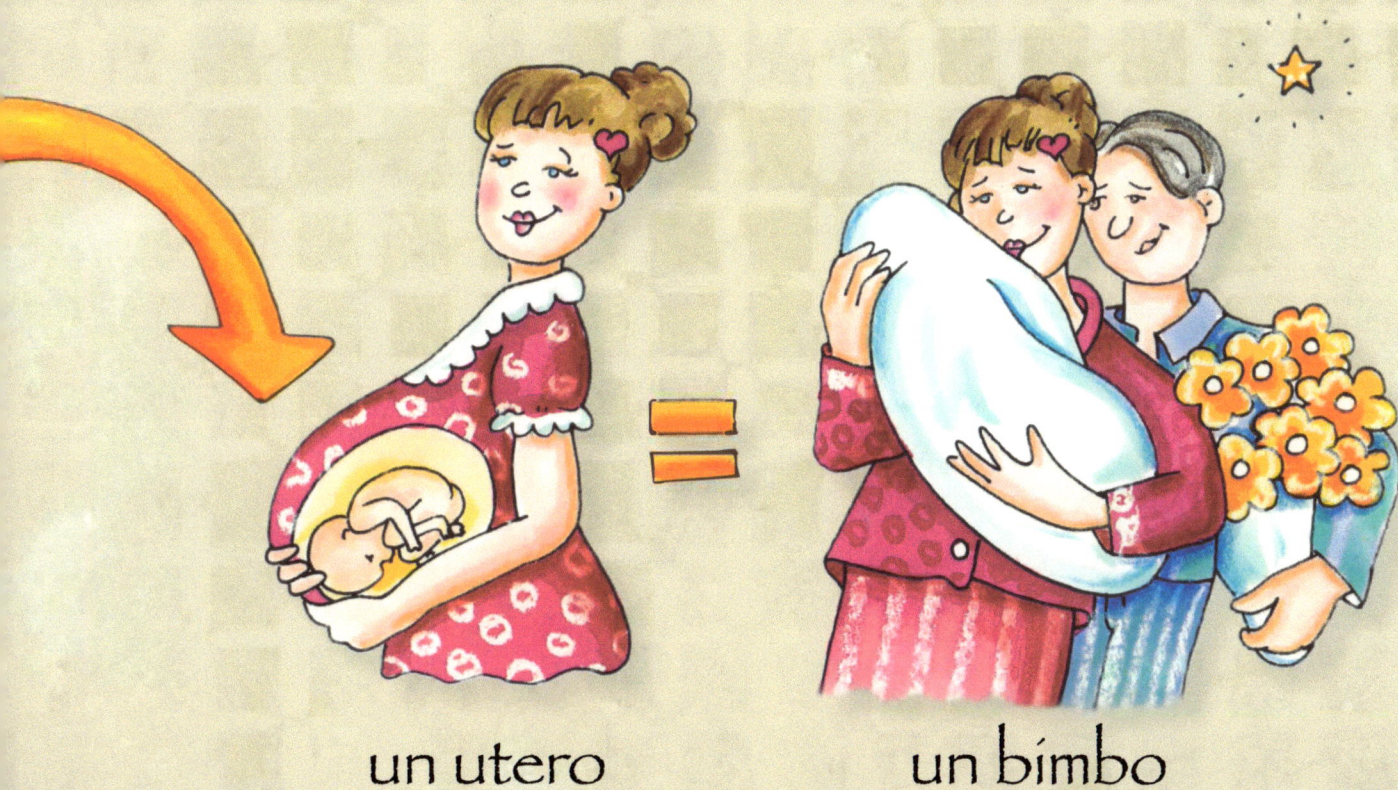

un utero = un bimbo

Ricetta con la donazione di ovuli

A volte gli ovuli della mamma non funzionano bene, allora, un'altra donna gliene dà uno dei suoi. Questo si chiama "donazione di ovuli".

Il dottore fertilizza, in un tubicino, l'ovulo donato con lo spermatozoo del papà.

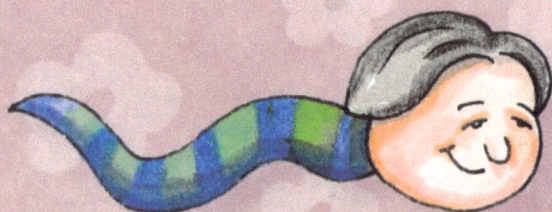

uno spermatozoo

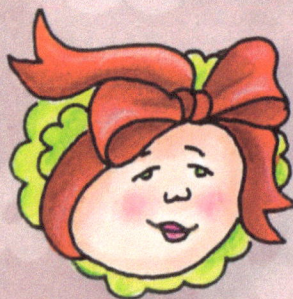

un ovulo donato

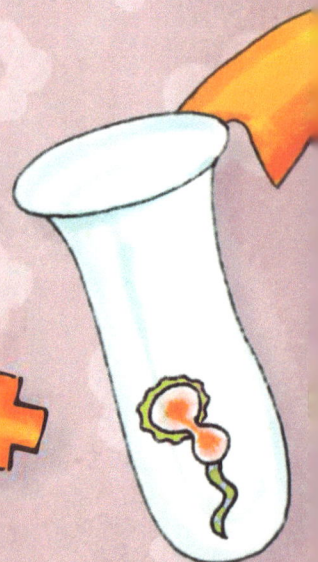

Quando l'ovulo e lo spermatozoo si fertilizzano
formano l'embrione. Il dottore lo prende e lo mette
nell'utero della mamma, dove può continuare a crescere,
per nove mesi, fino a quando nasce il bimbo.

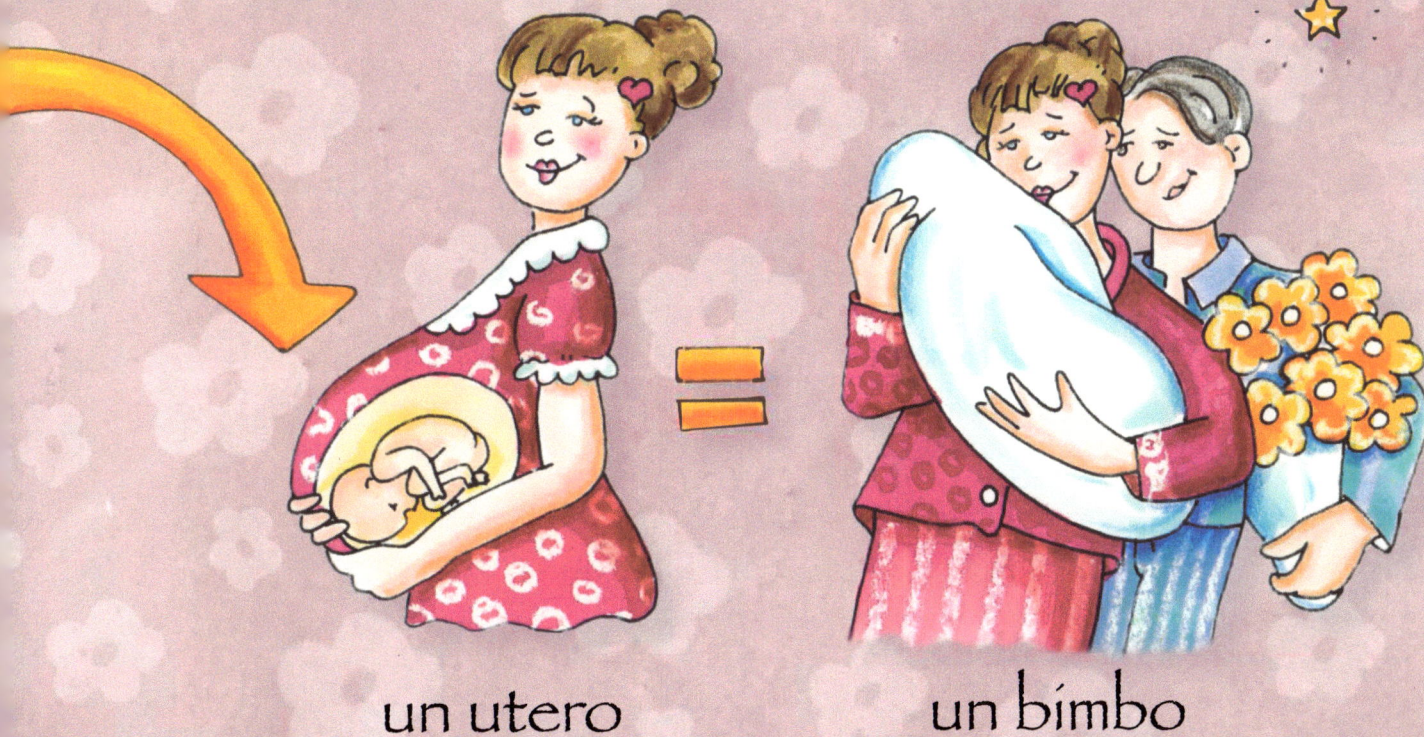

un utero   =   un bimbo

Ricetta con la donazione di embrioni

Questa ricetta si usa quando non funzionano bene né gli ovuli della mamma né gli spermatozoi del papà, quindi un'altra donna dona uno dei suoi ovuli e un altro uomo dona uno dei suoi spermatozoi.

Il dottore mette l'ovulo donato e lo spermatozoo donato in un tubicino, perché si fertilizzino.

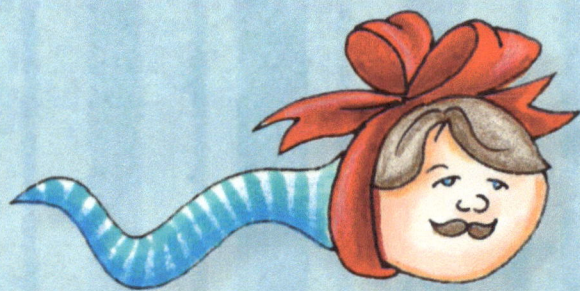

uno spermatozoo donato

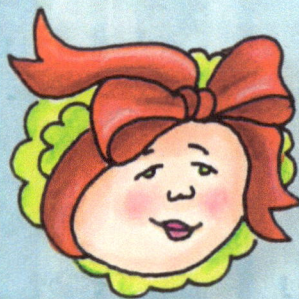

+

un ovulo donato

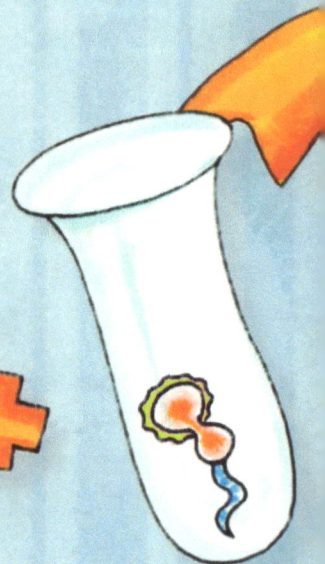

+

Quando si forma l'embrione, il dottore lo prende e lo mette nell'utero della mamma, dove può crescere per nove mesi, fino a quando nasce il bimbo.

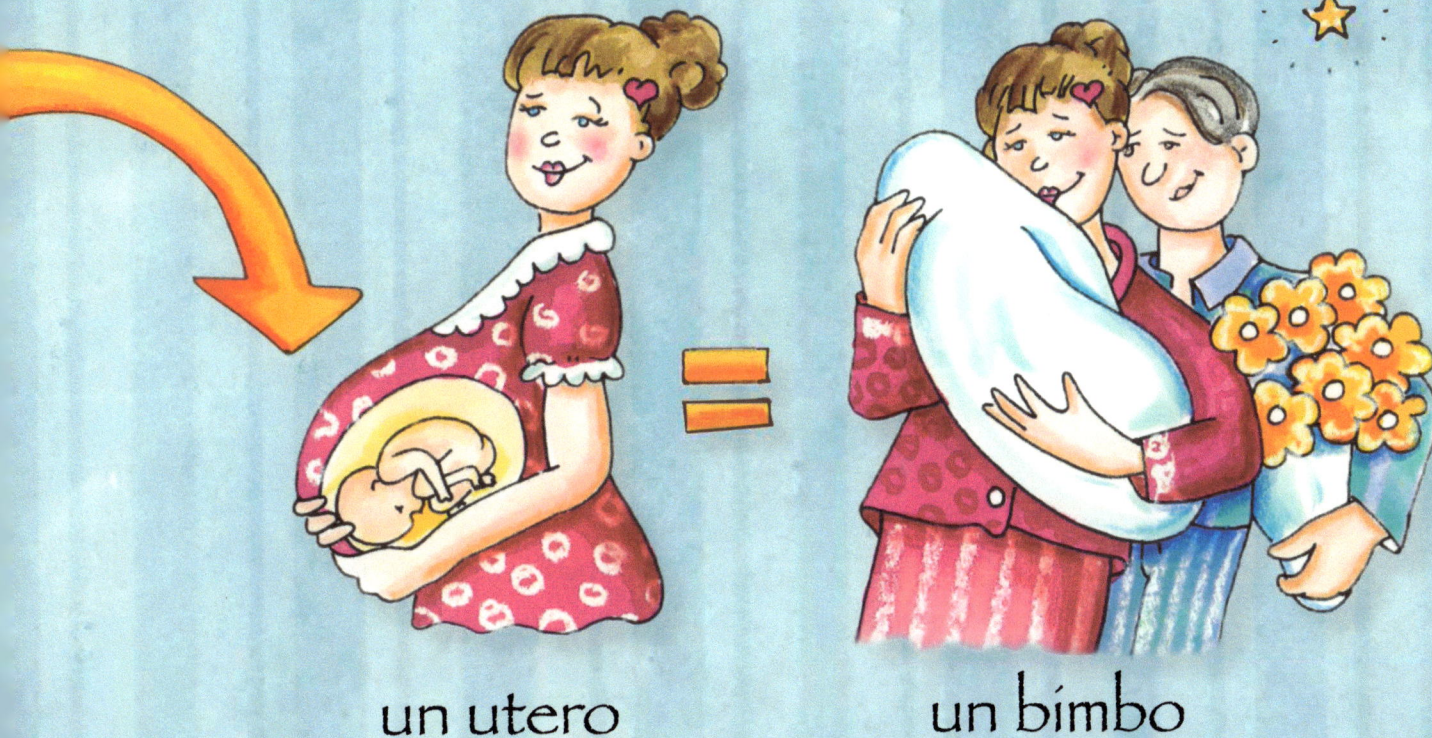

un utero

un bimbo

La ricetta della gestazione per altri

A volte l'utero della mamma non funziona bene, anche se sia i suoi ovuli sia gli spermatozoi del papà vanno bene, per questo c'è bisogno dell'utero di un'altra donna, dove far crescere il loro bimbo per nove mesi.

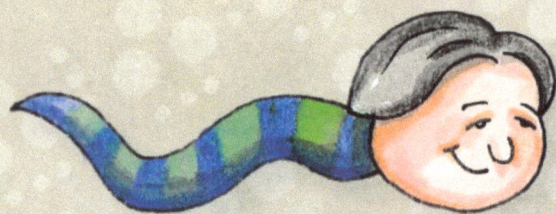

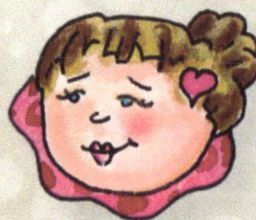

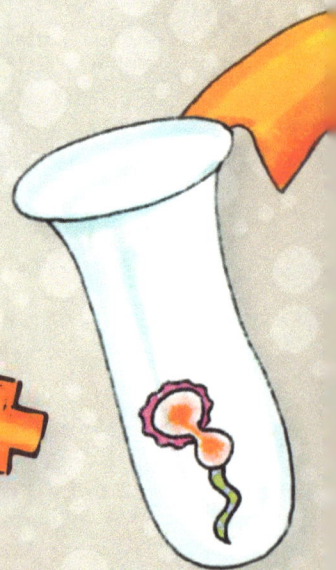

uno spermatozoo   un ovulo

In questo caso, il dottore fertilizza l'ovulo della mamma e lo spermatozoo del papà in un tubicino e poi mette l'embrione nell'utero di un'altra donna. Quando il bimbo nasce, lei lo dà alla sua mamma e al suo papà.

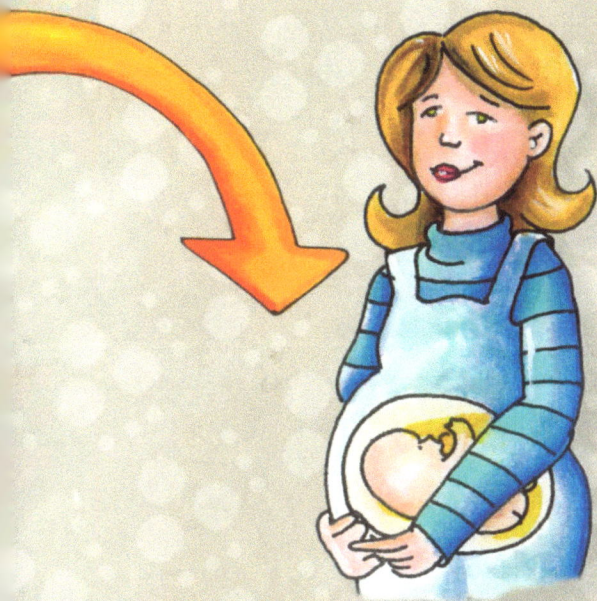

un utero

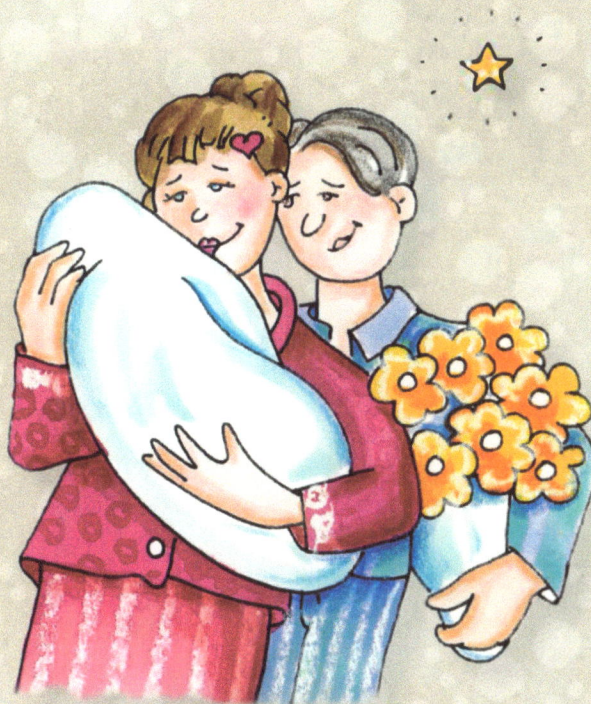

un bimbo

La ricetta dell'adozione

Gli ingredienti mancanti della ricetta possono essere diversi: a volte non funzionano gli spermatozoi del papà, a volte gli ovuli o l'utero della mamma, altre volte, neanche il dottore sa quale sia il problema.

Oppure mamma e papà vogliono adottare, anche se hanno già avuto dei bambini con la ricetta classica.

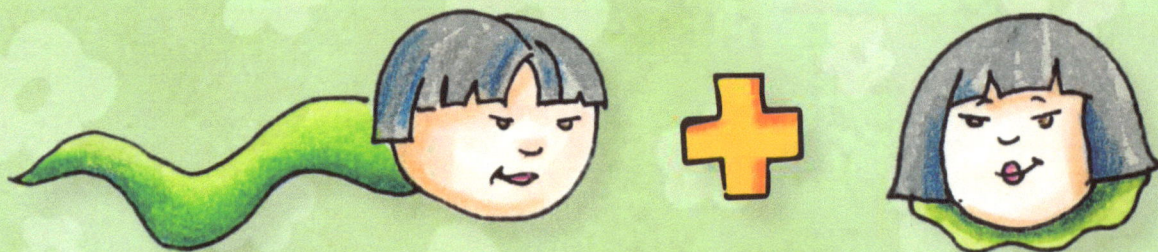

uno spermatozoo + un ovulo

In questa ricetta, tutti gli ingredienti, l'ovulo, lo spermatozoo e l'utero, vengono da un altro uomo e un'altra donna, che hanno avuto il bimbo con la ricetta classica.

Il bimbo viene adottato dalla mamma e dal papà quando nasce o, a volte, quando è un po' più grande.

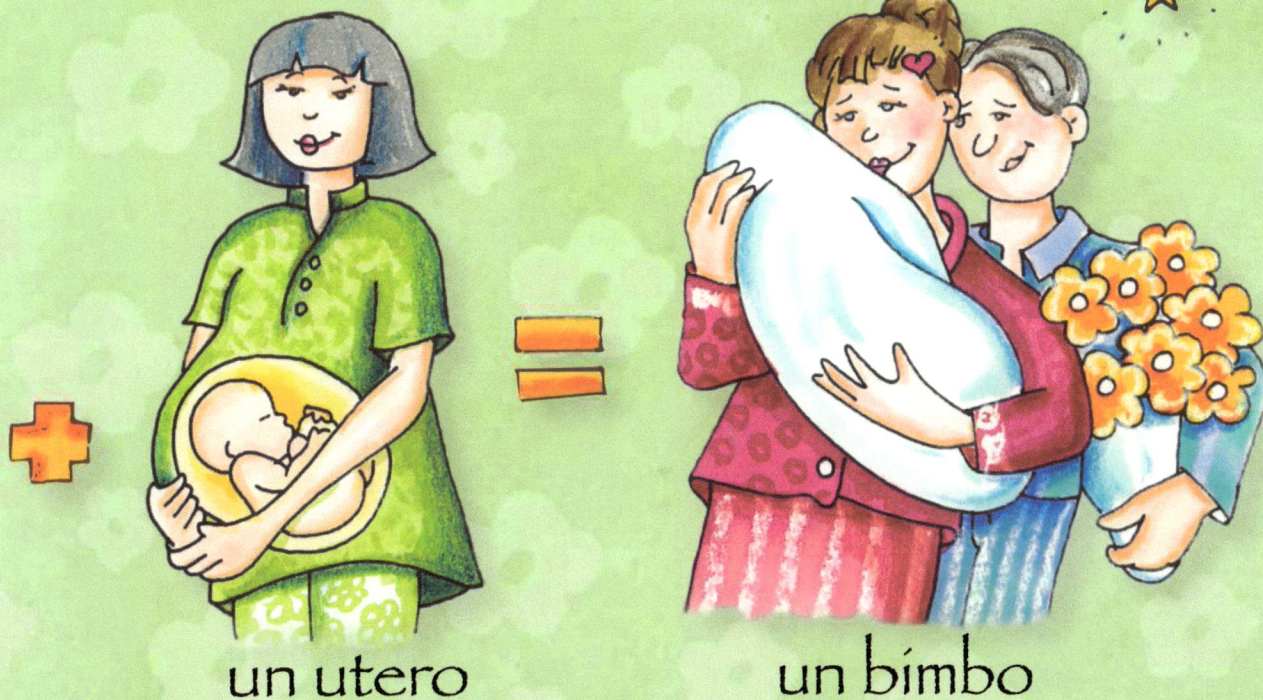

un utero

un bimbo

Famiglie

Al giorno d'oggi, esistono diversi tipi di famiglie. Non ce ne sono di migliori o peggiori, ma solo diverse.

Ci sono famiglie con tantissimi bambini e altre che ne hanno uno solo.

Ci sono genitori che divorziano e poi, magari, si risposano e un giorno, ti puoi trovare con dei fratelli e delle sorelle. Oppure divorziano, ma non hanno altri bambini.

Ci sono genitori più giovani e genitori più vecchi.

Ci sono famiglie con un solo genitore, che può essere la mamma o il papà, e ci sono famiglie che sono fatte di coppie senza bambini.

Ogni famiglia che ha dei bimbi ha usato una delle ricette che abbiamo descritto, quindi, i tuoi amici, i tuoi vicini, i tuoi insegnanti, i tuoi genitori, tutti quelli che hai intorno sono nati grazie a una di queste ricette.

Non importa con quale di queste ricette sei nato o come sei arrivato tra le braccia della mamma e del papà. Loro ti amano nello stesso modo, e hanno desiderato con tutto il cuore che tu fossi parte della loro famiglia.

Siamo tutti speciali e unici, e non importa con che ricetta siamo stati creati o concepiti.

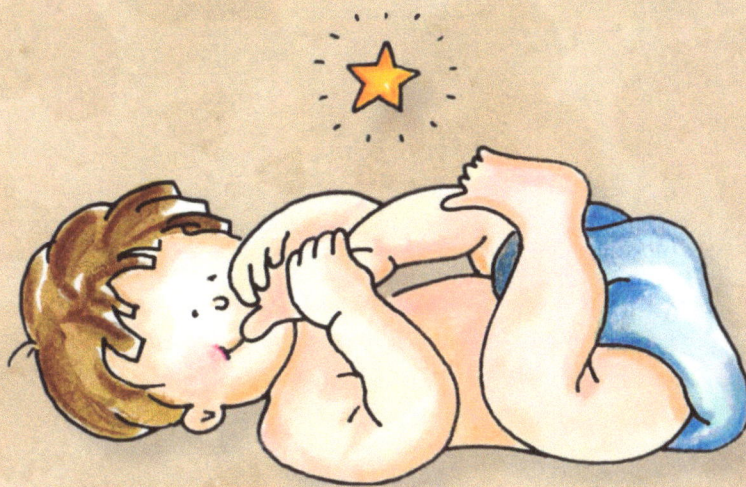

La nascita di un bimbo è sempre un miracolo...
Quindi, siamo tutti dei piccoli miracoli della vita.

www.ingramcontent.com/pod-product-compliance
Lightning Source LLC
Chambersburg PA
CBHW060821270326
41930CB00003B/108

9786072909182